Pradnya Kale Jain
Sujata Kanetkar Atul Hulwan

Malformações congénitas em autópsias fetais e neonatais

Pradnya Kale Jain
Sujata Kanetkar Atul Hulwan

Malformações congénitas em autópsias fetais e neonatais

ScienciaScripts

Imprint

Any brand names and product names mentioned in this book are subject to trademark, brand or patent protection and are trademarks or registered trademarks of their respective holders. The use of brand names, product names, common names, trade names, product descriptions etc. even without a particular marking in this work is in no way to be construed to mean that such names may be regarded as unrestricted in respect of trademark and brand protection legislation and could thus be used by anyone.

Cover image: www.ingimage.com

This book is a translation from the original published under ISBN 978-620-2-19915-5.

Publisher:
Sciencia Scripts
is a trademark of
Dodo Books Indian Ocean Ltd. and OmniScriptum S.R.L publishing group

120 High Road, East Finchley, London, N2 9ED, United Kingdom
Str. Armeneasca 28/1, office 1, Chisinau MD-2012, Republic of Moldova, Europe
Printed at: see last page
ISBN: 978-620-7-96040-8

ÍNDICE :

1 INTRODUÇÃO

As malformações congénitas são uma das principais causas de morte e incapacidade fetal e neonatal em todo o mundo.

Sabemos que o padrão e a prevalência das malformações congénitas variam com o tempo e a localização geográfica. Reflectem os diferentes métodos de deteção e registo.

Existem também diferenças reais na frequência devido à interação complexa de factores genéticos e ambientais conhecidos e desconhecidos, incluindo variáveis socioculturais, raciais e étnicas.

Há já algum tempo que as malformações congénitas são consideradas uma das principais causas de mortalidade e morbilidade das crianças nos países desenvolvidos. [16]

Nos últimos anos, as doenças congénitas tornaram-se um problema de saúde pública nos países em desenvolvimento, devido a uma transição epidemiológica que envolveu uma queda significativa das taxas de mortalidade infantil devido à redução das infecções e da desnutrição, e um aumento relativo da morbilidade e mortalidade devido a malformações congénitas. [714]

Os exames pré-natais, como a ecografia (USG) e os ensaios hormonais enzimáticos no soro materno, não são capazes de determinar um grande número de malformações congénitas, para as quais são necessárias autópsias. [15]

A autópsia fetal e neonatal precoce em casos de malformações congénitas não só permite a confirmação, como também fornece informações adicionais e aconselhamento aos pais sobre a prevenção de malformações congénitas semelhantes em futuras gravidezes.

O objetivo deste estudo é, portanto, determinar as diferentes malformações congénitas, classificá-las de acordo com o sistema de órgãos em causa e avaliar a utilidade da autópsia para o diagnóstico final.

Definições

Morte fetal[16]

O óbito fetal é definido como a morte, antes da extração ou expulsão completa da mãe, de um produto da conceção, independentemente da duração da gravidez, sendo a morte indicada pela ausência de qualquer sinal de vida.

Morte de um recém-nascido[17]

[th]Quando um bebé nasce com vida e morre entre o nascimento e o 28.º dia de vida ( ), é conhecido como morte neonatal. [thth]Tipo de morte: precoce (até 7 dias após o nascimento), tardia (8 a 28 dias após o nascimento).

2 REVISÃO DA LITERATURA

Aspeto histórico

O termo "autópsia" deriva de uma palavra grega antiga, "autopsia", que significa "ver por si próprio", derivada de (Autos- "si próprio") e (Opsis- "olho").[18]

"Perder um filho é difícil, ainda mais difícil do que perder um filho, e ainda mais difícil [perdê-lo] devido a uma doença que os médicos ainda não compreendem totalmente. Mas para o bem das outras crianças, penso que o facto de ter visto os seus órgãos será de grande ajuda". Estas palavras aparecem no relatório de autópsia apresentado por um médico italiano, Bernard Tornius, no século XV (traduzido e comentado por Lynn Thorndike).[19] A autópsia foi efectuada a uma criança com menos de 12 anos.

Nos séculos XVI e XVII, foram efectuadas e registadas numerosas autópsias. Uma das maiores compilações médicas de todos os tempos é o *"Sepulchretum"* de Theophilus Bonetus (1620-1689), publicado pela primeira vez em 1679.[20]

No século XVIII, a medicina tornou-se mais sofisticada do que no século XVII e a patologia registou progressos consideráveis. A autópsia continuou a desempenhar um papel importante. Hermann Boerhaave (1668-1738) deu um contributo substancial em duas das suas publicações. Boerhaave sublinhou a importância da história.[20]

Na primeira metade do século XIX, no entanto, outros desenvolvimentos alargaram consideravelmente o âmbito da medicina.

Rokitansky (1804-1878), que efectuou pessoalmente 30.000 autópsias, é provavelmente o patologista mais competente da história.[20]

Sir Rudolf Virchow (1821-1902) cresceu com a microscopia e deu um contributo importante para o desenvolvimento das técnicas de autópsia de uma forma que outros patologistas não conseguiram igualar, o que lhe valeu o título legítimo de "pai da patologia".

Sir Rudolf Virchow deu um contributo notável para as teorias fundamentais da patologia. Insistiu na realização eficaz de autópsias e na normalização do procedimento.[20]

Após a Segunda Guerra Mundial, o valor potencial das autópsias foi posto em causa. [21]Apesar da sua importância, o número de autópsias diminuiu devido a acontecimentos de grande visibilidade, como o "escândalo da retenção de órgãos" no Reino Unido, em especial no Hospital Alder Hey ( ), que levou a uma perceção pública negativa da autópsia.

Com a melhoria dos serviços de saúde, outras causas de mortalidade fetal e neonatal, como as infecções, estão a diminuir. Outras causas de mortalidade perinatal são a imaturidade, a asfixia ao nascer e as malformações congénitas.

Congénita significa "presente desde o nascimento". Uma malformação congénita é uma anomalia física, metabólica ou anatómica aparente antes do nascimento, no momento do nascimento ou detectada durante o primeiro ano de vida.[22]

As malformações congénitas continuam a ser responsáveis por 1015% das mortes perinatais nos países em desenvolvimento, como a Índia. [2325]As malformações congénitas continuam a ser uma das áreas menos visadas da vigilância de doenças na Índia, em comparação com as doenças transmissíveis e certas doenças crónicas.

De acordo com um relatório da OMS, nascem todos os anos cerca de 3 milhões de fetos ou bebés com malformações congénitas. A prevalência das malformações congénitas varia de país para país. [26]

Na Índia, os cuidados pré-natais estão a aumentar graças a uma maior sensibilização; no entanto, algumas malformações congénitas podem passar despercebidas durante os exames de rotina. A perda de um bebé devido a malformações congénitas levanta questões como: a malformação provocou a morte, qual era a natureza exacta da malformação, se voltará a ocorrer na próxima gravidez e se existem medidas preventivas?

Poucas malformações congénitas podem ser diagnosticadas durante o período pré-natal através de técnicas de ecografia e de vários testes séricos maternos, sendo a confirmação baseada no exame real do feto ou do recém-nascido. Estas técnicas não são capazes de identificar uma grande parte das malformações congénitas, pelo que a autópsia perinatal continua a ser o exame de referência.[27]

O resultado de uma autópsia perinatal pode ter um grande impacto, uma vez que podem ser descobertas doenças obstétricas, fetais, maternas, paternas e familiares.

A anatomia normal de um adulto e de uma criança é semelhante, mas a autópsia perinatal é muito diferente. [28]

A variedade e a complexidade das anomalias congénitas encontradas nas autópsias perinatais e fetais são infinitas, e o patologista deve estar preparado para dedicar o tempo necessário à demonstração destas anomalias. A maioria das malformações encontradas nesta população perinatal são letais.

A informação epidemiológica de base sobre as malformações congénitas é essencial para o planeamento dos serviços de saúde.

Classificação das anomalias congénitas

À medida que a nossa compreensão da etiopatogénese tem progredido, as anomalias congénitas são classificadas de várias formas.

O esquema seguinte é particularmente útil.

Anomalia

Qualquer desvio do tipo esperado ou médio na estrutura, forma e função que é interpretado como anormal.[29]

Malformação

Define-se como um defeito morfológico de um órgão ou de uma região mais vasta do corpo resultante de um processo de desenvolvimento intrinsecamente anormal. [29] Aqui, intrinsecamente implica uma causa genética.

No entanto, um documento da OMS de 1972 considera que o termo "malformações congénitas" deve ser limitado aos defeitos estruturais à nascença e que o termo "anomalia congénita" deve ser utilizado para incluir todas as perturbações bioquímicas, estruturais e funcionais à nascença.[30]

Síndroma [17]

Uma síndrome é um conjunto de múltiplas anomalias que se pensa estarem patologicamente relacionadas. As síndromes de malformação tendem a ter uma causa definitiva - incluem anomalias cromossómicas e erros na morfogénese determinados por genes.

Deformação - forma ou posição anormal de uma estrutura, causada por factores mecânicos.

Perturbação - defeito morfológico resultante de uma interferência extrínseca num processo normal.

Displasia - organização anormal do tecido

Síndrome: "um padrão reconhecível de anomalias que se sabe ou se pensa estarem relacionadas com uma causa".

Sequência: "conjunto de anomalias decorrentes de uma malformação ou de um fator mecânico conhecido (ou presumido)".

Complexo: "grupos de perturbações heterogéneas com caraterísticas que se sobrepõem e que são difíceis de separar em condições específicas", por exemplo, espetro facio-aurículo-vertebral, hipoglossia-hipodactilia.

Associação: "derivada de acontecimentos perturbadores causais não específicos que actuam nos campos de desenvolvimento" ou "marcadores anormais de relações embriológicas normais". De certa forma, trata-se de uma categoria de "caixote do lixo" que está constantemente a evoluir à medida que os conhecimentos melhoram.

Campo de desenvolvimento: "unidades biológicas básicas do desenvolvimento e da evolução do indivíduo, e associação para representar o aparecimento idiopático de múltiplas anomalias congénitas durante a blastogénese".

Factores de risco e factores associados a malformações congénitas

As malformações congénitas podem afetar um único órgão, um único sistema ou vários órgãos do corpo.[22] As malformações congénitas graves podem resultar em perdas fetais ou neonatais precoces devido à incompatibilidade com a vida.

Os factores de risco podem ser classificados da seguinte forma:

Factores maternos :

* **Idade materna-**

A idade materna é um fator de risco para as anomalias congénitas. Na mulher, a gametogénese começa antes do nascimento. A primeira divisão meiótica completa-se pouco antes da ovulação. Se a primeira divisão meiótica demorar muito tempo, sobretudo até aos 45 anos, existe um risco elevado de erros meióticos porque o oócito primário permaneceu em prófase durante muito tempo e, por conseguinte, é suscetível de ser exposto a vários agentes teratogénicos.[31]

Quando a idade da mãe é superior a 35 anos, a frequência de anomalias cromossómicas no embrião é elevada, como a síndrome de Down (trissomia 21) e outras doenças.

A possibilidade de uma nova mutação genética também aumenta com a idade.[31]

* **Infecções maternas** - As infecções maternas transmitidas ao feto através da placenta, como a rubéola, o citomegalovírus, a varicela e o toxoplasma, podem ser teratogénicas.[32,33]

* **Medicamentos** - A exposição do feto a determinados medicamentos pode causar defeitos congénitos.

Estes fármacos incluem derivados da vitamina A, androgénios, derivados cumarínicos, iodo (sobredosagem), cocaína, bifenilos policlorados, talidomida (que causa "deformidade dos membros selados") e fármacos anti-epilépticos.[34]

Pensa-se que o risco é ainda maior para as crianças expostas a várias drogas.

Verificou-se que o ácido valpróico está associado a uma maior incidência de anomalias congénitas graves do que qualquer outro medicamento antiepilético.[35]

A utilização de terapêutica antirretroviral (ARV) durante a gravidez para o tratamento da infeção pelo VIH e/ou para a prevenção da transmissão vertical do VIH suscita preocupações quanto aos efeitos teratogénicos destes medicamentos. O efavirenz é um medicamento antirretroviral com maiores efeitos teratogénicos.

- **Consumo materno de álcool e tabagismo -** O álcool é um teratogénio conhecido.[32] Foi estabelecida uma associação positiva entre o tabagismo materno e as fendas orais faciais.[36]

  - Outros factores na mãe :

Determinadas condições de saúde materna demonstraram aumentar o risco de defeitos congénitos, como a obesidade, a diabetes mellitus insulino-dependente, várias formas de deficiência lipídica e a fenilcetonúria.[33,4]

A ausência de suplementação com ácido fólico durante o período periconcepcional está associada à ocorrência de anomalias congénitas.

Sabe-se que o ácido fólico é necessário para o crescimento e a função das células humanas, uma vez que é crucial para a biossíntese e a metilação do ácido desoxirribonucleico (ADN) e do ácido ribonucleico (ARN).[37] Isto é importante para a divisão e diferenciação celular e para a regulação da expressão genética, especialmente quando a divisão celular é rápida, como acontece durante a embriogénese.[37]

O ácido fólico é essencial para o desenvolvimento normal do cérebro e da espinal medula durante as primeiras quatro semanas de gestação.[32]

A utilização periconcepcional de ácido fólico demonstrou reduzir significativamente o risco de defeitos do tubo neural e outras anomalias congénitas, como fendas orofaciais, doenças cardíacas congénitas, anomalias do aparelho urinário, anomalias dos membros e anomalias do aparelho digestivo.[38]

- Os factores maternos associados a malformações congénitas incluem hipertensão gestacional, hemorragia vaginal no início da gravidez, gravidez gemelar, oligohidrâmnios, polihidrâmnios, apresentação pélvica, período de gestação, cuidados pré-natais durante a gravidez, história de aborto e nado-morto.[39]

Factores fetais :

- A prematuridade, o aumento da ordem de nascimento, o sexo do recém-nascido e o baixo peso à nascença também têm sido associados a um maior risco de malformações congénitas.[39,40]

Factores cromossómicos, causas hereditárias ou genéticas :

20% das malformações congénitas são atribuídas a uma combinação de hereditariedade e outros factores, 7,5% à mutação de um único gene e 6% a anomalias cromossómicas.[26,41,42]

Os defeitos genéticos congénitos incluem as doenças mendelianas e cromossómicas.[32]

A síndrome de Down (SD) ou trissomia 21 é uma anomalia cromossómica comum que provoca deficiências físicas e mentais.[32,34]

Factores ambientais :

Existe uma preocupação crescente com a contaminação do ambiente por agentes químicos produzidos por actividades industriais, mineiras e agrícolas, e com a sua possível ligação a um aumento da prevalência de anomalias congénitas.[43]

Verificou-se também que as radiações ionizantes têm efeitos tóxicos para o embrião.[34]

As exposições ambientais envolvem frequentemente múltiplos agentes e outros factores de confusão, tornando difícil a identificação da causa subjacente.[32]

Idiopático

Cerca de 40-60% das anomalias congénitas não têm uma designação específica.

Outros factores que contribuem para isso:

- A idade paterna avançada está associada a alterações genéticas no esperma, o que também pode levar a um aumento do risco de anomalias congénitas na descendência. Estudos anteriores encontraram associações entre a idade paterna avançada e várias anomalias congénitas, incluindo fendas orofaciais, hipospádias, defeitos do tubo neural, hidrocefalia e síndrome de Down.[44]

- Os casamentos consanguíneos têm sido descritos como um fator importante no aumento do risco de malformações congénitas no feto.[45]

Revisão de algumas malformações congénitas de acordo com o sistema de órgãos:

Malformações congénitas do sistema nervoso central :

[rd]O sistema nervoso central começa a desenvolver-se a partir da terceira semana de gestação ( ) e continua a desenvolver-se após o nascimento. [rdth]O período crucial do desenvolvimento do sistema nervoso central situa-se entre a 3ª e a 8ª semana de gestação. São conhecidas várias malformações do sistema nervoso central, de etiologia multifatorial, tais como [46]

- Defeitos do tubo neural - Medula espinal craniana, anencefalia, espinha bífida.
- Abaulamento exterior do tubo neural e das membranas de cobertura - Encefalocele, meningomielocele, meningocele, Arnold - Malformação de Chiari.

- Hidrocefalia congénita

- Defeito de desenvolvimento - Microcefalia, macrocefalia.

- Ausência de uma parte do sistema nervoso - Ausência do corpo caloso.

Os defeitos do tubo neural (DTN) são um grupo de malformações congénitas graves. São responsáveis por 0,5 a 1,3 casos por 1000 nados-vivos e têm uma etiologia multifatorial. [th]Estas malformações resultam da falha da neurulação por volta do 28º dia de conceção.

Os defeitos do tubo neural incluem uma série de malformações, como a **espinha bífida, a anencefalia** (ausência total ou parcial da calvária cerebral), a **encefalocele** (herniação do cérebro e das meninges através da calvária) **a craniorraquisquise** (anencefalia associada a um defeito ósseo contínuo da coluna vertebral e à exposição do tecido neural) e **a iniencefalia** (disrafismo da região occipital acompanhado de retroflexão do pescoço e do tronco). [47]

- Anencefalia

A anencefalia é o defeito do tubo neural (DTN) mais comum, resultando na ausência de uma grande parte do cérebro, do crânio e do couro cabeludo.[48] A incidência de anencefalia é de 0,1 a 0,7/1000 nados-vivos. O risco de recorrência da anencefalia é de 3 a 5%. Está associada a diabetes materna, hipertermia e tratamento anticonvulsivo.[49] A deficiência materna de ácido fólico é um fator ambiental predisponente conhecido. Além disso, as mutações nos genes envolvidos no metabolismo do ácido fólico são factores de risco genético para a anencefalia.[50]

De acordo com estudos recentes, a adição de ácido fólico à dieta das mulheres em idade fértil reduziu significativamente o risco de defeitos do tubo neural para 0,03%.[51]

No entanto, para obter o efeito desejado, é essencial que todas as mulheres recebam ácido fólico antes ou imediatamente após a conceção. Infelizmente, tal não é possível, pois a maioria das mulheres só se apercebe que está grávida após a terceira semana de conceção. Nessa altura, os suplementos de ácido fólico chegam demasiado tarde, uma vez que o tubo neural se fecha no 27º dia.[47]

Na maioria dos casos, a anencefalia é uma anomalia congénita isolada, com os outros órgãos e tecidos do corpo a formarem-se corretamente. Em cerca de 10% dos casos, outras malformações coexistem com a anencefalia.

- **Espinha craniana**

A ráquis cranioespinhal é um defeito no encerramento da maioria ou de todos os neuraxes, resultando na ausência ou exposição de partes importantes do cérebro e da medula espinhal. [nd]O fechamento começa entre o 20° e o 22° dia de gestação ( ).[28]

A anencefalia e a coluna cranioespinal são incompatíveis com a vida. [40]

- **Espinha Bífida**

O termo "espinha bífida" refere-se a uma malformação que interrompe o eixo mediano dorsal da coluna vertebral e da medula espinal. A gravidade desta malformação varia muito, desde uma anomalia benigna, como a ausência de um processo espinhoso, até uma mielomeningocele potencialmente fatal.

Todos os tipos de espinha bífida são abrangidos pelo termo "disrafismo espinal".

A espinha bífida aperta e a espinha bífida cística são malformações da linha média da coluna vertebral que comunicam com o ambiente externo.

A espinha bífida oculta refere-se a lesões da espinha bífida cobertas pela pele que podem levar à deterioração neurológica, normalmente como resultado da fixação da medula espinal durante o crescimonto da coluna vertebral na infância.[52]

Meningomielocele

Quando o tubo neural se fechou e a protuberância para o exterior resulta de um defeito nos ossos sobrejacentes, o tecido neural é coberto por uma protuberância de pele e membranas chamada meningomielocele. Foram identificadas diferentes variedades de meningomielocele. [46]

Hidrocefalia congénita

Uma quantidade anormal de líquido cefalorraquidiano pode acumular-se no sistema ventricular do cérebro, causando hidrocefalia. A hidrocefalia congénita ocorre quando o líquido cefalorraquidiano se expande durante a vida intra-uterina.

A incidência varia entre 0,3 e 2,5 por 1.000 nascimentos. [28]

Isto pode dever-se a um bloqueio do seu fluxo ou a uma produção excessiva. Os ventrículos tornam-se muito grandes e o bebé nasce com uma cabeça grande.

A hidrocefalia pode desenvolver-se no início do segundo trimestre da gravidez e pode estar associada a uma grande variedade de outras anomalias ou infecções. Por vezes, a hidrocefalia é determinada geneticamente.

Agenesia do corpo caloso

A agenesia do corpo caloso é a ausência de formação ou de decussação das fibras córtico-corticais. [th]A via principal que liga os dois hemisférios do cérebro forma-se por volta da 17ª semana de gestação.

Afecta 0,3 a 0,7% da população geral e está associada a outras malformações do sistema nervoso central.

Holoprosencefalia

A holoprosencefalia é causada pela ausência de divisão ou divisão incompleta do prosencéfalo embrionário e resulta numa série de malformações cerebrais e faciais. A causa da holoprosencefalia é heterogénea.

Seis por cento dos casos de holoprosencefalia são devidos a causas esporádicas, não cromossómicas e não sindrómicas, com uma taxa de recorrência de 1% no caso de anomalias cromossómicas e de 1% no caso de diabetes materna. [28]

A holoprosencefalia lobar é a forma mais diferenciada, com dois hemisférios bem desenvolvidos ligados por uma ponte de tecido cortical que pode ser confundida com o corpo caloso.

Malformações congénitas do sistema músculo-esquelético :

[thth]As extremidades são mais sensíveis aos agentes teratogénicos entre as 4 e as 7 semanas de gestação.

Hérnia diafragmática

As malformações devem-se a anomalias na fusão das placas diafragmáticas. Normalmente, o ducto pleuroperitoneal fecha-se entre a sexta e a sétima semanas de gestação.[28]

A fusão tardia ou falhada pode permitir que as vísceras passem para a cavidade torácica. As hérnias de vísceras, que podem incluir alças intestinais, fígado e baço, não são envolvidas pela pleura ou pelo peritoneu. A hipoplasia pulmonar resulta da incapacidade de os pulmões se desenvolverem num espaço torácico reduzido.

Existem cinco tipos de hérnia diafragmática congénita: hérnia posterolateral ou hérnia de Bochdalek, hérnia anterolateral, ausência congénita de diafragma, hérnia paraesternal e hérnia de Morgagni.

A protrusão das vísceras abdominais através de um defeito muscular posterior adjacente à crista diafragmática (conhecido como forame de Bochdalek) constitui a hérnia de Bochdalek, a forma diafragmática congénita mais comum.[28]

A herniação do lado esquerdo é muito mais comum do que a do lado direito, e a mortalidade está relacionada com o grau de hipoplasia pulmonar. Anomalias associadas são observadas em aproximadamente 25% dos casos.

A hérnia diafragmática tem sido associada a uma série de síndromes reconhecíveis.

Onfalocele

A onfalocele é uma malformação da parede abdominal anterior, na inserção do cordão umbilical, que varia em diâmetro desde alguns centímetros até casos extremos em que a maior parte da parede abdominal anterior não se desenvolve.

O músculo, a fáscia e a pele estão ausentes da abertura. A abertura é coberta por uma membrana translúcida composta por âmnio e peritoneu, na qual o intestino e muitas vezes outras vísceras se projetam.

Outras anomalias congénitas importantes observadas em 30-50% dos casos incluem doença cardíaca congénita, ânus imperfurado, anomalias genitourinárias e má rotação intestinal.

A trissomia 13, 18 e 21 e a síndrome de Beckwith-Wiedemann também estão associadas à onfalocele.[28]

Anomalia do raio radial

A anomalia congénita do rádio (mão radial) é uma anomalia congénita relativamente rara, caracterizada por um grau variável de deficiência ao longo do lado radial do membro.[53]

A incidência estimada é de 1 em 30.000 a 1 em 100.000 nados-vivos. [54,56]Ocorre geralmente de forma esporádica, sem causa conhecida ou associada à síndrome. Pode apresentar-se como um espetro de anomalias VACTERL isoladas.[57]

Deformações dos membros :

CTEV - Talipes equinovarus congénito

(Latim, *talipes* = osso do tornozelo, pes = pé, equinus = cavalo) Anomalia do membro inferior que se inicia no período embrionário (primeiro trimestre de gravidez) em que o pé está virado para dentro e para baixo à nascença, descrita como um "pé boto". Esta anomalia ocorre em cerca de 1 em cada 1.000 nascimentos.

Na maioria dos casos, a causa é idiopática. Em alguns casos, observa-se uma associação genética e ambiental. [58]

Pés de baloiço

O pé em baloiço (também conhecido como tálus vertical congénito) é uma anomalia congénita do pé. Caracteriza-se por um calcâneo proeminente e uma sola arredondada e convexa.

Resulta de uma deslocação dorsal e lateral da articulação talonavicular.

Está associada a outras deformações dos membros ou faz parte de uma síndrome.[59]

Artropogiose

O diagnóstico pré-natal pode ser possível com um elevado índice de suspelção num caso com história de tal deformidade numa gravidez anterior.
O diagnóstico pré-natal pode ser possível com um elevado índice de suspeição num caso com história de tal deformidade numa gravidez anterior.

Pena e Shokeir descreveram pela primeira vez a artropogiose neurogénica letal precoce e a hipoplasia pulmonar.[28] (Figura 1)

Os bebés são pequenos em relação à sua idade gestacional e cerca de 30% são nados-mortos. A maioria dos fetos morre de complicações relacionadas com a hipoplasia pulmonar nas primeiras semanas de vida.

A frequência desta sequência está estimada em 1 em cada 12.000 nascimentos.[28]

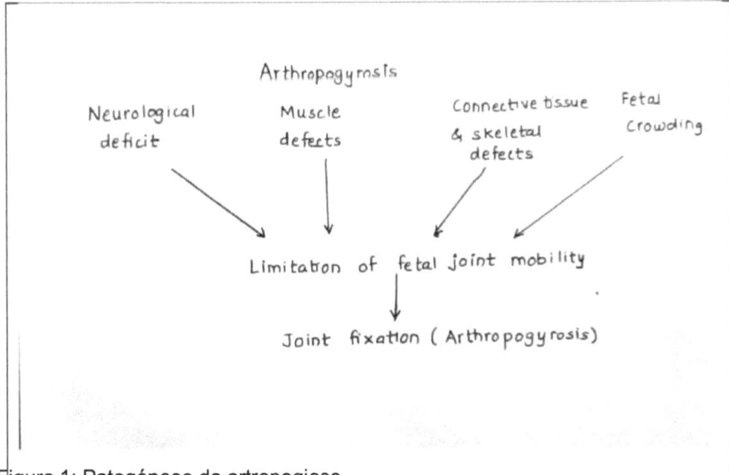

Figura 1: Patogénese da artropogiose

Osso nasal hipoplásico

A ausência ou hipoplasia dos ossos nasais foi proposta como um sinal de diagnóstico para identificar fetos com elevado risco de síndrome de Down.

Durante o primeiro trimestre de gravidez, 60 a 80% dos fetos com síndrome de Down apresentam uma ausência de ossos nasais, em comparação com 0,2 a 2,5% dos fetos com um cariótipo normal. [60]

A prevalência varia consoante a origem étnica da mãe.

Malformações congénitas que afectam o sistema cardiovascular :

[rdth]O coração e os vasos sanguíneos começam a desenvolver-se a partir da terceira semana de gestação ( ) e ficam completos na sétima semana ( ). O coração é mais sensível aos agentes teratogénicos entre a terceira e a sexta semanas. Pode ser afetado até à oitava semana.[46]

As cardiopatias congénitas podem ocorrer como defeitos isolados (cerca de 50%) ou como parte de alterações complexas que envolvem partes do coração.

A deteção pré-natal e pós-natal de cardiopatias congénitas deve permitir a pesquisa de malformações extracardíacas associadas.

Os fetos com síndromes de malformação e anomalias cromossómicas devem ser submetidos a um rastreio de doença cardíaca congénita.

A maioria das doenças é multifatorial e uma pequena percentagem é causada por factores genéticos ou ambientais.

A síndrome do coração esquerdo hipoplásico (SHCE) refere-se ao desenvolvimento anormal das estruturas do coração esquerdo, resultando na obstrução do fluxo sanguíneo no trato de saída do ventrículo esquerdo.[61] A síndrome do coração esquerdo hipoplásico foi originalmente designada por hipoplasia do complexo aórtico por Lev em 1952.[62] Na maioria dos casos, resulta em morte fetal.[63]

A prevalência da SHCE é de 0,016-0,036% de todos os nados vivos.[64] É responsável por 1 a 3,8% de todos os defeitos cardíacos congénitos. O risco de recorrência em irmãos é de 0,5%, e outras formas de cardiopatias congénitas são observadas em 13,5% dos casos.[65]

A etiologia exacta da SHCE não é conhecida, mas foi sugerida uma herança autossómica recessiva, autossómica dominante e poligénica.[66]

O aconselhamento e o teste genético devem ser oferecidos a ambos os pais, uma vez que foram identificadas muitas síndromes genéticas, como as síndromes de Turner e de Noonan. A ecocardiografia fetal é o principal método de diagnóstico pré-natal, particularmente entre as 18 e as 22 semanas de gestação.[67]

Derivações arterioventriculares

- **Defeitos do septo atrial (ASD)**

Os três principais tipos de CIA são: 1. defeito do ostium secondum (defeito no corpo da câmara atrial), 2. defeito isolado do ostium primum (defeito na parte de saída), 3. defeito do seio venoso (defeito na parte de entrada).[68]

Cerca de 50% de todos os defeitos verdadeiros do septo atrial fecham espontaneamente antes dos 5 anos de idade.[28]

A ausência completa de um septo interauricular que conduz a uma única aurícula (aurícula comum, Cor triloculare biventricularis) ocorre geralmente na presença de múltiplas anomalias cardíacas graves.

- **Defeitos do septo ventricular (VSD)**

Uma CIV isolada pode ocorrer em qualquer ponto do septo ventricular. Representa aproximadamente 30% de todas as malformações cardíacas.[28] Os tipos de defeito do septo ventricular são: 1. perimembranoso, 2. muscular, 3. subarterial. Um defeito do septo interventricular é frequentemente um componente de outras malformações cardíacas.[68]

Derivações veno-arteriais

- Transposição das artérias principais (TGA)

TGA: aurícula direita morfológica ligada a um ventrículo direito morfológico que dá origem à aorta e aurícula esquerda morfológica ligada a um ventrículo esquerdo morfológico que dá origem ao tronco pulmonar.[28]

A transposição completa das grandes artérias é a forma mais comum de transposição e representa 6% de todos os defeitos cardíacos congénitos.[68]

Um TFA completo pode estar associado a uma CIV em 40% dos casos, com algum grau de sobreposição.[68]

Tetralogia de Fallot

A tetralogia de Fallot é a forma mais comum de cardiopatia congénita cianogénica, com uma incidência de 1 em 3.600 nascimentos.[28]

As caraterísticas fenotípicas são as seguintes: 1. estenose pulmonar infundibular, 2. defeito do septo ventricular, 3. protrusão aórtica e 4. hipertrofia do ventrículo direito. É o resultado de uma única anomalia embriológica que leva ao desalinhamento do septo ventricular, com um desvio anterior do septo muscular de saída.[28]

Comunicação aorto-pulmonar anómala

A comunicação aorto-pulmonar anormal ou janela aorto-pulmonar é uma comunicação anormal entre a aorta ascendente e o tronco pulmonar na presença de duas válvulas semilunares separadas.

Trata-se de uma malformação congénita rara que representa 0,1% de todos os defeitos cardíacos congénitos.[69]

Metade dos pacientes com esta malformação pode também ter outras doenças cardíacas associadas, como defeito do septo atrial, persistência do canal arterial, defeito do septo ventricular, anomalia da artéria coronária e tetralogia de Fallot.

Malformações congénitas do sistema urogenital :

O sistema urinário desenvolve-se a partir do mesoderma intermédio ao longo da parede posterior da cavidade abdominal.[70] Este crescimento começa por volta da quarta semana após a conceção e termina na décima segunda semana.[70,71]

Pensa-se que a incidência de anomalias do trato urinário, detectadas no período pré-natal por exames de ultra-sons de rotina, varia entre 0,1% e 2% dos fetos. [7276]

As anomalias do trato urinário têm um efeito profundo no resultado da gravidez, particularmente quando associadas a oligohidrâmnios. O oligohidrâmnio grave resulta em hipoplasia pulmonar fatal e baixa sobrevivência fetal.[77]

Agenesia renal

É uma das anomalias renais mais comuns, com uma incidência de 1/200-1/4000 nascimentos.[78]

A agenesia renal está associada a síndromes autossómicas dominantes, autossómicas recessivas ou ligadas ao X.

O diagnóstico de agenesia renal bilateral pode ser feito razoavelmente bem no período pré-natal.
O diagnóstico é considerado quando se observa a tríade de oligohidrâmnios graves, não visualização persistente da bexiga e não visualização dos rins na USG. [79]

Figura 2: Sequência de oligohidrâmnios

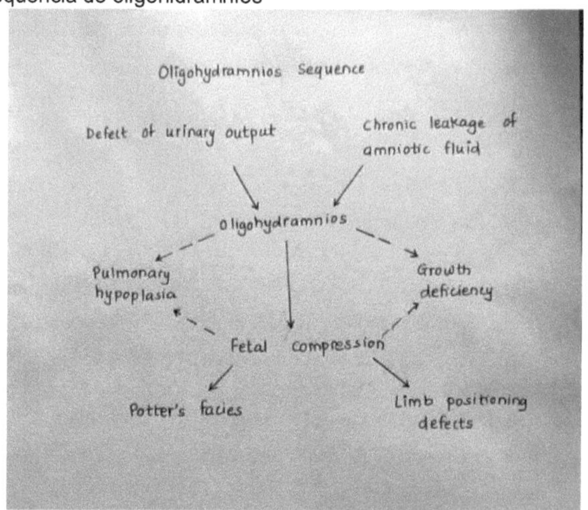

No feto, a sequência de oligohidrâmnios pode ser observada morfologicamente na autópsia. (Figura 2)

A previsão exacta da agenesia renal bilateral na USG é essencial para o aconselhamento parental pré-natal, uma vez que se trata de uma condição uniformemente fatal. A agenesia renal bilateral é uma doença esporádica com um risco negligenciável e baixo de recorrência em futuras gravidezes.

A doença renal cística pode ser difícil de definir na USG, uma vez que o oligohidrâmnio é normalmente um achado associado. A diferenciação entre doença renal policística autossómica recessiva e displasia renal cística baseia-se na histopatologia.

O diagnóstico pré-natal da doença renal quística é deduzido da apresentação caraterística de uma massa abdominal multiloculada na ecografia, constituída por múltiplos quistos de paredes finas que não parecem estar interligados. A displasia renal é diagnosticada com base na histologia.[79]

Doença renal policística autossómica recessiva (ARPKD)

O rim está hipertrofiado com perda da diferenciação corticomedular, provavelmente devido aos numerosos quistos pequenos que não são detectáveis na ecografia.[79]

De acordo com alguns estudos, a incidência da doença renal policística é maior nas mulheres.[80] Um diagnóstico definitivo é importante porque o risco de recorrência é de 25% nos casos de ARPKD. Dado o elevado risco de recorrência e o mau prognóstico da ARPKD, o diagnóstico pré-natal é essencial.

A ARPKD é causada principalmente, se não exclusivamente, por mutações no gene PKHD1.[80]

Os rins císticos podem ser observados na síndrome de Bardel-Biedi, na síndrome de Fryns ou na síndrome de Meckel-Gruber. As anomalias cromossómicas, como a trissomia 1q, a trissomia em mosaico 7, 8 ou 9, a trissomia 13, 18 ou 21 e a síndrome de Turner, também provocam anomalias no desenvolvimento urinário e renal.[81]

A displasia renal cística com obstrução é uma forma de displasia renal. Inicialmente, o rim desenvolve-se normalmente, mas depois é sujeito a um aumento da contrapressão devido a uma obstrução grave do trato urinário. No caso da displasia renal quística, existe um risco de 3% de recorrência numa futura gravidez.[79]

A deteção pré-natal de anomalias urogenitais permite um tratamento pós-natal mais precoce.[82]

Obstrução do orifício de saída da bexiga

A distensão pré-natal grave da bexiga urinária resulta, na maioria das vezes, de obstrução uretral ou vesical. Pode ser devida a válvulas da uretra posterior ou a divertículos, hipoplasia ou atresia da uretra.[83]

Está frequentemente associada à síndrome do pudim de ameixa.[83]

Cloaca persistente

A cloaca persistente é uma forma grave de malformação anorrectal. É definida, em termos gerais, como qualquer tipo de ligação persistente entre a bexiga, o reto e/ou a vagina.[00]

Pensa-se que a persistência da cloaca resulta da separação incompleta da cloaca embrionária pelo septo urogenital. A associação de talipes, escoliose ou outras deformidades sugere que o stress intrauterino, talvez envolvendo o âmnio, também pode desempenhar um papel.[84]

Órgãos genitais ambíguos

Uma variedade de síndromes diferentes está associada a genitais ambíguos. Uma abordagem ao diagnóstico do doente com genitais ambíguos é apresentada na Figura 3. A síndrome mais comum é a hiperplasia adrenal congénita.

Fig. 3: Abordagem ao diagnóstico de um doente com genitais ambíguos.

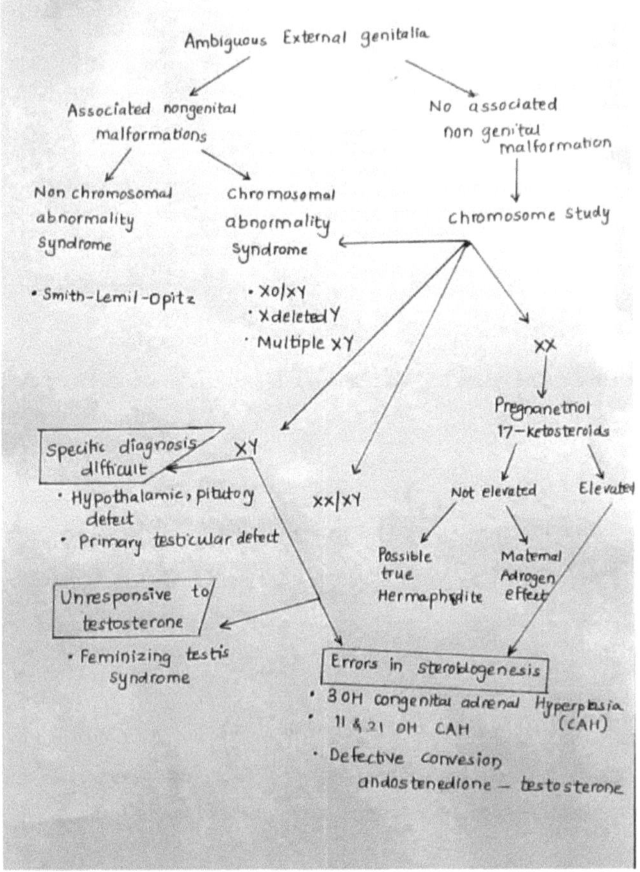

Agenesia testicular

A anorquia é a ausência de ambos os testículos num indivíduo com um cromossoma Y. A ausência de testículos é uma doença rara, com menos de 100 casos registados até à data.[85]

Pode ser uma anomalia isolada ou associada a uma síndrome específica, como a regressão testicular familiar.

No entanto, é necessário excluir um testículo ectópico antes de diagnosticar esta condição.

Testículos não descidos

A criptorquidia (ausência de descendência testicular) pode ser unilateral ou bilateral. Observa-se em 2 a 3% das crianças do sexo masculino maduras e em 15 a 30% das crianças do sexo masculino prematuras. As anomalias renais são observadas em 3 a 5% dos homens afectados.[85]

A substância inibidora de Mulleriana e a testosterona são factores importantes na descida dos testículos.

Malformações congénitas do trato gastrointestinal :

[th]Começa a desenvolver-se a partir da 4ª semana de vida gestacional. É o primeiro sistema a polarizar o embrião, formando uma entrada e uma saída no sistema.[86]

Ânus não perfurado

A não abertura do anorecto na sua posição normal é uma das anomalias gastrointestinais congénitas mais comuns, com uma incidência de 1 em 5000 nados vivos.[86]

Pode ser isolada ou associada a outras anomalias, particularmente do sistema geniturinário. O termo ânus imperfurado é uma descrição inadequada, sugerindo uma bolsa terminal cega com atresia anal ou rectal.

Malformações congénitas do sistema respiratório :

O sistema respiratório desenvolve-se a partir do divertículo mediano do intestino anterior. [th]Forma-se por volta das 4 semanas de gestação e desenvolve-se até ao nascimento. [46]

Malformação adenomatóide cística congénita

A malformação cística adenomatóide congénita é observada principalmente em recém-nascidos e nados-mortos e é rara em crianças após a infância. Trata-se de uma lesão hamartomatosa que é normalmente sintomática nos primeiros dias de vida. A malformação adenomatóide cística congénita ocorre com igual frequência nos pulmões direito e esquerdo, mas raramente é bilateral. A hidropisia é comum.

Stocker apresentou um conceito alargado de malformação adenomatóide quística congénita. Dividiu a malformação adenomatóide quística congénita em cinco categorias diferentes (tipo 0 - tipo 4), dependendo da localização da anomalia na árvore traqueobrônquica.[28]

Os quistos estão localizados na periferia do lóbulo; microscopicamente, são revestidos por células epiteliais achatadas (células de revestimento alveolar de tipo I) na maior parte da parede, por vezes com epitélio cuboidal. A parede é composta por tecido mesenquimal frouxo com artérias e arteríolas proeminentes.[28]

Pulmões hipoplásicos

A melhor definição de hipoplasia pulmonar é o rácio entre o peso do pulmão e o peso corporal. Este rácio deve ser de 0,012 para fetos com 28 semanas de gestação ou mais e de 0,015 para fetos com idade gestacional inferior.[28]

As causas da hipoplasia pulmonar são as seguintes:

1. Doenças associadas a uma redução do espaço intratorácico, por exemplo, hérnia diafragmática.

2. Lesões obstrutivas das vias aéreas e anomalias vasculares pulmonares.

3. Anomalias do trato renal e urinário que causam oligohidrâmnios, por exemplo, agenesia renal na síndrome de Potter.

Malformações congénitas que afectam os olhos, as orelhas, o rosto e o pescoço:

Catarata bilateral

O cristalino do olho origina-se de uma zona espessada do ectoderma superficial, o placode do cristalino. [th]O cristalino sólido forma-se na 7ª semana de vida gestacional.[46] Uma anomalia na transparência do cristalino chama-se catarata.

As cataratas congénitas podem ser causadas por anomalias cromossómicas (trissomia 21, trissomia 13), infecções intra-uterinas (rubéola, toxoplasmose) ou muitas outras síndromes.[87]

Fenda labial, fenda palatina :

A fenda labial e a fenda palatina ocorrem em conjunto em cerca de 45% dos casos. A fenda labial com ou sem fenda palatina é etiologicamente distinta da fenda palatina isolada.[88]

Muitas fissuras são esporádicas. Factores genéticos ou ambientais estão associados às fendas orofaciais. Esta condição está por vezes associada a outras anomalias da linha média, como uma língua bífida.

Qualquer alteração no desenvolvimento embrionário das proeminências faciais pode levar à fenda labial. A fenda palatina pode resultar de um defeito no crescimento das placas palatinas, de um defeito na elevação das placas, de um defeito na fusão das placas ou de uma rutura pós-fusão das placas.

Malformações congénitas que afectam o sistema linfático :

[th]Os vasos linfáticos do embrião normal começam a desenvolver-se a partir da

5ª semana de gestação.[28] Em geral, os troncos linfáticos principais desenvolvem-se junto às grandes veias do pescoço. Os vasos linfáticos continuam a desenvolver-se através de um processo de extensão centrífuga e ramificação.[89]

Higroma cístico

O higroma quístico é uma malformação não específica que aparentemente reflecte um atraso no desenvolvimento de uma ligação entre os sacos linfáticos jugulares e o sistema venoso.

Em 40-85% dos casos, os fetos com higroma quístico apresentam anomalias cromossómicas. A mais comum é a síndrome de Turner (monossomia do cromossoma X). Os fetos com síndrome de Turner também apresentam edema generalizado e, frequentemente, coartação da aorta pré-ductal.[28]

Figura 4: Eventos no higroma quístico

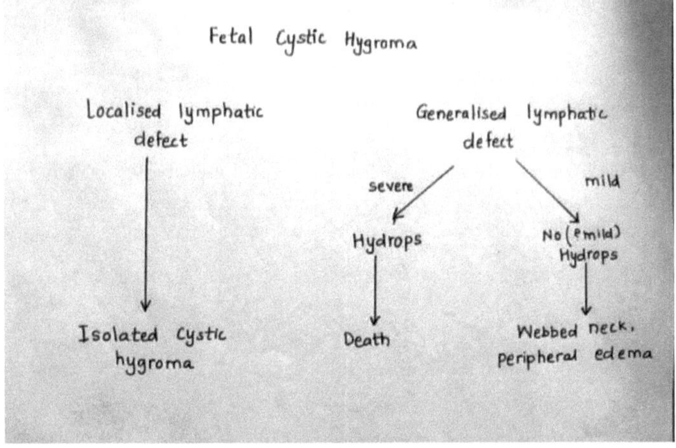

Feto acárdico acefálico

No caso da síndrome de perfusão arterial inversa gemelar, os dois cordões são inseridos próximos um do outro.

Existem grandes anastomoses diretas de artéria para artéria e de veia para veia, que privam o gémeo dador do fornecimento de sangue, principalmente na metade superior do corpo. O resultado é um gémeo acárdico acefálico ou amorfo.[28]

Esta condição não é compatível com a vida. No entanto, podem ser feitos esforços para proteger o outro gémeo pletórico através de uma intervenção precoce.

Síndrome de malformação :

Uma síndrome é um conjunto de anomalias múltiplas que se pensa estarem patogeneticamente ligadas e não se sabe se representam uma sequência única ou um defeito de campo politópico. Nenhuma anomalia estrutural numa síndrome de malformação é obrigatória e nenhuma é patognomónica de uma síndrome. As síndromes de malformação consistem em dois ou mais defeitos do campo de desenvolvimento ou num único defeito do campo (maior) e vários defeitos menores.[28]

Anomalias cromossómicas (gametopatias) :

Os fetos com cromossomas anormais são encontrados após a interrupção da gravidez para deteção pré-natal de uma anomalia cromossómica; após a interrupção da gravidez, quando uma anomalia fetal grave ou morte fetal intra-uterina foi diagnosticada por ecografia; e, mais raramente, durante o aborto espontâneo no segundo trimestre.[17]

Cerca de 99% de todos os conceptos com anomalias cromossómicas morrem antes do nascimento, incluindo quase todos os casos de síndrome de Turner (monossomia X), poliploidia e trissomia autossómica.

Metade dos fetos com trissomia 21 morrem antes do nascimento; 40% das crianças nascidas com trissomia 21 morrem antes do final do seu primeiro ano de vida.[17]

Síndrome de Down (trissomia 21)

A trissomia 21 é a trissomia autossómica mais comum em gravidezes que se prolongam para além do primeiro trimestre.

[th]O aspeto caraterístico pode ser identificado logo a partir da 14ª semana de gestação ( ). [17] Estes incluem uma face plana, fissuras palmares inclinadas, pele nucal abundante, hipotonia muscular, orelhas displásicas, uma única prega palmar, etc. [17]

A incidência aumenta exponencialmente com a idade materna. [90]

O atraso de crescimento intrauterino é uma caraterística constante da síndrome de Down. As anomalias mais frequentes são as malformações cardiovasculares, a obstrução duodenal, o talipes equinovarus, as cataratas, o ânus imperfurado, a fenda labial ou palatina, a doença de Hirschsprung e a meningomielocele.

As malformações cardiovasculares congénitas incluem defeito do septo auricular, defeito do septo ventricular e tetralogia de Fallot. Existe um risco acrescido de leucemia aguda.

Níveis mais baixos do que o normal de a-fetoproteína no soro materno durante o segundo trimestre podem ser observados na presença de um feto com trissomia 21.

São conhecidas trissomias regulares, translocações e padrões de mosaico. A não-disjunção meiótica também é observada em muitos casos. A translocação materna 14:21 tem um risco de recorrência de 10%, enquanto a translocação 121q:21q tem um risco de recorrência de 100%.[17]

Síndrome de Edward (trissomia 18)

A síndrome de Edward ou trissomia 18 é uma anomalia cromossómica com uma grande variedade de manifestações clínicas.

[91]A trissomia 18, descrita por Edwards em 1960, é a segunda síndrome de malformação múltipla mais comum, depois da trissomia 21. A sua incidência está estimada entre 1 em 6.000 e 1 em 13.000 nados-vivos e parece ser mais frequente nas raparigas (3:1). A idade avançada da mãe pode ser um fator de risco para a síndrome.[92] A letalidade é elevada, com 90% das mortes a ocorrerem no primeiro ano de vida.[93,94] As principais causas de morte são a cardiopatia congénita, a apneia e a pneumonia.[95]

Foram registadas mais de 130 anomalias clínicas diferentes nestes doentes. Malformações cranianas com fácies e microcefalia caraterísticas, occipital proeminente, orelhas salientes e micrognatia; vários defeitos cardíacos congénitos, detectáveis em 90% dos casos; malformações urogenitais, como o rim em ferradura; malformações dos membros, incluindo a trissomia da mão ou um calcanhar proeminente; e muitas outras malformações congénitas que afectam os sistemas gastrointestinal e nervoso central.

O diagnóstico definitivo baseia-se no cariótipo, que confirma a presença de trissomia.[91,92 ,96]

VACTERL H

O termo VACTERL é utilizado para descrever a associação estatística de anomalias vertebrais, anais, cardíacas, traqueo-pélvicas, renais e dos membros, que ocorrem mais frequentemente em conjunto do que a sua incidência individual poderia sugerir.[80]

O diagnóstico de VACTERL é aceitável se estiverem presentes anomalias em pelo menos três dos sistemas de órgãos indicados pelo acrónimo e se não existir outro padrão reconhecível de malformação humana.[97]

A hidrocefalia ocorre num subconjunto de doentes com VACTERL como uma associação distinta (VACTERL-H), que pode ser uma doença ligada ao X.[98]

O complexo da parede corporal dos membros é uma síndrome de malformação fetal polimalformativa esporádica, rara e complicada, caracterizada por um vasto espetro de anomalias graves da parede corporal. A incidência à nascença é de aproximadamente 0,32 por 100.000 nascimentos, uma vez que a maioria dos fetos afectados sofre morte intra-uterina. [99 101]

[102]Tradicionalmente, o diagnóstico baseia-se nos critérios de Van Allen *et al.*, ou seja, a presença de duas das três anomalias seguintes (1) Exencefalia ou encefalocele com fendas faciais (2) Torácica e / ou abdominosquise e (3) Defeitos nos membros.

[102]A LBWC foi descrita pela primeira vez por Van Allen *et al.* em 1987. Também é conhecida por outros nomes como "Body stalk anomaly", "Congenital absence of umbilical cord" e "cyllosomus and Pleurosomus".[101,103]

Os critérios diagnósticos para o BPN são ainda discutíveis, sendo o mais comummente utilizado o proposto por Van Allen *et al.* em 1987, como referido anteriormente. [W4]Russo *et al.* em 1993 identificaram dois fenótipos distintos: tipo I (anomalias craniofaciais, fendas faciais, aderências amnióticas o síndrome da banda amniótica) e tipo II (sem anomalias craniofaciais, anomalias urogenitais, ânus imperfurado, meningomielocele lombossacra, cifoescolose grave e anomalias placentárias).

Sirenomelia

A sirenomelia é também conhecida como "síndroma da sereia", porque se assemelha à sereia mística. O termo "Sirenomelia" deriva das sereias da mitologia grega e romana.[105]

Trata-se de uma anomalia congénita rara e fatal com uma incidência de 0,8 a 1 caso por cada 1.00.000 nascimentos. A proporção entre homens e mulheres é de 3:1.[106] Sabe-se que as malformações ocorrem entre os dias 28 e 32 de gestação, mas a patogénese exacta permanece pouco clara, com alguns estudos a sugerirem regressão caudal ou fuga vascular.[107,108]

A sequência de malformações inclui vários graus de fusão dos membros inferiores, bem como múltiplas malformações dos sistemas gastrointestinal, genitourinário, cardiovascular e músculo-esquelético. O oligohidrâmnio secundário a displasia renal grave é universal.[108,109]

Rocheus e Polfyr, no século XVI, fizeram a primeira descrição da sirenomelia, mas foi Duhamel que, em 1961, definiu as diferentes anomalias associadas à síndrome de sirene e a descreveu como a forma mais grave da síndrome de regressão caudal.[105]

O risco da sua ocorrência depende da idade materna (menos de 20 e mais de 40 anos).[107] A sirenomelia apresenta uma grande variabilidade no espetro de malformações. Stocker e Heifetz (1987) classificaram as anomalias das pernas em tipos I a VII de acordo com a presença ou ausência de osso. O tipo I é o menos grave, com a presença de todos os ossos, enquanto o tipo VII, o mais grave, consiste num membro inferior com um fémur fundido e a ausência da tíbia e do perónio. [108,110]

Uma outra forma de classificar a sirenomelia consiste em avaliar o número de ossos inferiores presentes em três tipos diferentes, nomeadamente A) Sirenomelia apus: sem pés, apenas uma tíbia e um fémur. B) Sirenomelia unipus: um pé, dois fémures, duas tíbias e dois fíbulas. C) Sirenomelia dipus: dois pés e duas pernas fundidos, dando a aparência de uma barbatana.[106]

Existem várias teorias sobre a etiologia da síndrome da sereia. Atualmente, são apresentadas duas teorias principais.[107] Duhamel explicou a síndrome de regressão caudal para explicar várias anomalias congénitas, sendo a sirenomelia a forma mais grave. Explicou que as malformações resultavam de um defeito na blastogénese e da rutura do eixo mesodérmico caudal do embrião antes da quarta semana de gestação.[111]

Stevenson, em 1986, propôs uma teoria alternativa de fuga vascular que é atualmente a teoria mais aceitável para a síndrome da sereia. Ele postulou que o sangue é desviado da região caudal do embrião para a placenta devido a um desvio através de uma artéria abdominal anormal, resultando em privação nutricional e desenvolvimento anormal de estruturas caudais. O local do voo proposto determina a gravidade das anomalias. O mecanismo desta variação não é totalmente compreendido.[108]

Ambas as teorias parecem ser simplificações excessivas da verdadeira etiologia da sirenomelia, uma vez que nenhuma delas explica as anomalias não caudais que têm sido observadas ocasionalmente.

Pentalogia de Cantrell

A pentalogia de Cantrell é uma anomalia congénita rara e fatal com uma incidência estimada de 5,5 por 1 milhão de nados vivos.[112]

Até à data, foram registados cerca de 115 casos em todo o mundo. [113]Esta síndrome foi descrita pela primeira vez por Cantrell et al ( ) em 1958. Compreende uma pentade de anomalias: i) um defeito da parede toracoabdominal supraumbilical medial, ii) um defeito do esterno inferior, iii) um defeito do pericárdio diafragmático, iv) um defeito do diafragma anterior e v) várias anomalias intracardíacas. Os defeitos do esterno e da parede abdominal provocam herniação dos órgãos, levando à ectopia da medula espinal e à onfalocele. Em geral, o prognóstico está relacionado com a extensão das anomalias da parede ventral, do esterno e do coração.

A embriogénese proposta postula que as pregas mesodérmicas laterais não migram para a linha média, resultando nas anomalias esternais e abdominais, e que o septo transverso não se desenvolve, resultando em anomalias do diafragma anterior e do pericárdio.

O diagnóstico da pentalogia de Cantrell completa requer todos os cinco critérios, mas para o diagnóstico das variantes incompletas são necessárias três ou quatro caraterísticas. Toyama propôs as seguintes classificações da pentalogia de Cantrell:

Classe 1 - um diagnóstico definitivo, quando os 5 defeitos estão presentes.

Classe 2: diagnóstico provável na presença de 4 anomalias, incluindo anomalias intracardíacas e da parede ventral.

Classe 3: expressão incompleta com várias combinações de defeitos, incluindo uma anomalia esternal.[114]

Síndrome do cordão umbilical

A síndrome do cordão umbilical é uma entidade descrita como um grupo de anomalias congénitas, nomeadamente cutâneas, urológicas, neurológicas e ortopédicas. É secundária a uma patologia do desenvolvimento.

Uma das primeiras descrições patológicas válidas da síndrome do cordão umbilical foi publicada em 1982 por Pang e Wilberger.[115]

Uma medula espinal anexa ou uma sequência de disrafismo espinal oculto é caracterizada por uma medula espinal fixa a um determinado nível.

Como resultado desta fixação, o aumento da tensão na medula espinal acompanha as alterações isquémicas, causando sintomas neurológicos.[116]

A síndrome do cordão umbilical está frequentemente associada a perturbações resultantes de um desenvolvimento anormal do sistema nervoso central.

Os sinais mais comuns são sinais cutâneos associados a disrafismo espinal oculto, fraqueza ou espasticidade dos membros inferiores, desvio da perna ou do pé, deformidade do pé e deformidade da coluna vertebral.[117]

Síndrome de Potter

A síndrome de Potter foi descrita pela primeira vez por Edith Potter em 1946 no Chicago Lying-in Hospital, nos Estados Unidos. A sua incidência varia entre um em cada 2.000 e um em cada 5.000 nascimentos. Os homens são mais frequentemente afectados.[118]

A síndrome de Potter clássica ocorre no contexto de agenesia renal bilateral. A síndrome de Potter foi dividida em 4 subgrupos distintos, como mostra a Tabela 1. [119]

Quadro 1: Tipos de síndrome de Potter

Tipo	Achados nos rins
Síndrome clássica	Agenesia renal bilateral
Síndrome de Potter tipo 1	Doença renal policística autossómica recessiva
Síndrome de Potter tipo 2	Displasia renal
Síndrome de Potter tipo 3	Doença renal policística autossómica dominante
Síndrome de Potter tipo 4	Obstrução dos rins ou do ureter que provoca uma doença renal

A incidência média é de 1 em 4000 nascimentos. [118120]Afecta geralmente os rapazes nascidos de mães primigestas. O desenvolvimento dos rins é crucial para a formação do líquido amniótico.

Na síndrome de Potter, o metanefro não se desenvolve num rim, resultando em agenesia renal bilateral e oligohidrâmnio.[120] O oligohidrâmnio resulta numa restrição dos movimentos e do crescimento e é acompanhado por numerosas malformações físicas.[121]

A fácies de Potter pode estar associada a qualquer anomalia urogenital que leve o feto a urinar no útero.

As anomalias estruturais da face, dos pulmões e dos membros nos fetos com síndrome de Potter são secundárias ao oligohidrâmnio.[122]

A síndrome de Potter clássica é sempre fatal.[120] Por isso, é importante detectá-la numa fase precoce durante uma ecografia pré-natal para que a gravidez possa ser interrompida.

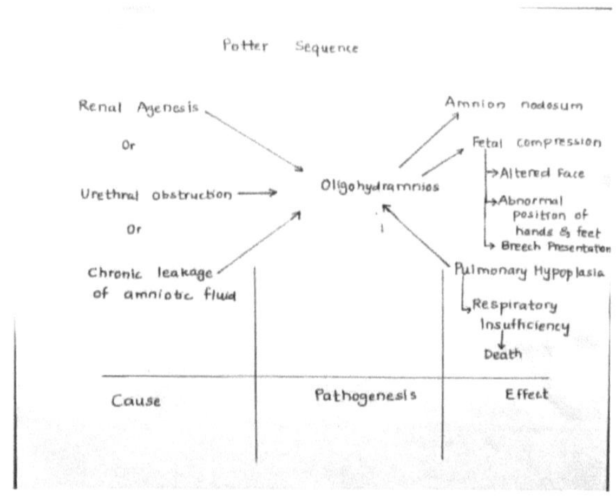

Figura 5: Sequência de oleiro

A patogénese da síndrome ou sequência de Potter é apresentada na Figura 5.

Avanços recentes no diagnóstico das malformações congénitas :

A idade média em que as mulheres engravidam aumentou para a terceira década. Este facto aumenta o risco de malformações congénitas no feto.

"Mais vale prevenir do que remediar" era o ditado da medicina romana há muitos anos, e ainda hoje é utilizado em todo o mundo.

A medicina está a mudar a tendência para a prevenção de algumas doenças, identificando antecipadamente os riscos.

O impacto desta mudança é percetível em toda a população. A tendência para ter irmãos está a diminuir e o conceito de "filho único saudável" está a evoluir. Os casais querem saber do bem-estar do seu feto desde a conceção até ao fim da gestação.

Várias técnicas mais recentes permitem identificar as malformações congénitas o mais cedo possível na idade gestacional.

Procedimentos invasivos como a biópsia das vilosidades coriónicas e a amniocentese são úteis, com os riscos que implicam, para ajudar a diagnosticar malformações congénitas.

A maioria das malformações está ligada a causas hereditárias, genéticas ou cromossómicas, que se sabe serem recorrentes. Um historial de malformações deste tipo pode ajudar o médico a aconselhar o casal a fazer uma análise cromossómica.

Algumas malformações são específicas do sexo, como por exemplo a síndrome do X frágil. Pode ser prestado aconselhamento sobre a preferência por um determinado sexo do feto.

O rastreio pré-concecional da mãe para detetar o estatuto de portadora de alguns síndromes pode evitar o nascimento de um feto malformado.

3 BIBLIOGRAFIA

McCandless SE, Brunger JW, Cassidy SB. The burden of genetic disease on inpatient care in a children's hospital. *The American Journal of Human Genetics 2004;* 74(1):121-127.

MacDorman MF, Atkinson JO. *Infant mortality statistics from the infant births and deaths dataset relating to the period 1997.* National Vital Statistics Reports, 1999; 47(23):1-23.

Rosano A, Botto LD,Botting B, Mastroiacovo P. Infant mortality and congenital anomalies from1950 to 1994: an international perspective.*Journal of Epidemiology & Community Health2QQQ;* 54(9): 660-666.

Grupo de Trabalho EUROCAT, Surveillance of congenital anomalies in Europe 1980-1999, Relatório EUROCAT 8, Universidade de Ulster, Belfast, Reino Unido, 2002.

Fida NM, al-Aama J, Nichols W, Alqahtani M. A prospectivestudy of congenitalmalformations among live born neonates at a University Hospital in Western Saudi Arabia. *Saudi Medical Journal* 2007; 28(9): 1367-1373.

Bower C, Callaghan A, Quick J. Report of the Birth Defects Registry of Western Australia, Tech. Rep. no. 15, King EdwardMemorial Hospital, Women and Newborn HealthService, 2010.

Abdi-Rad I, Khoshkalam M,Farrokh-Islamlou H R. A prevalência à nascença de anomalias congénitas evidentes emUrmia, Noroeste do Irão. *Arquivos de Medicina Iraniana 2008;* 11(2):148-151.

Tomatir AG ,Demirhan H, Sorkun HC, K'oksal A, Ozerdem F, ilengir NC. Anomalias congénitas graves: um estudo regional retrospetivo de cinco anos na Turquia. *Genetics and Molecular Research* 2009; 8(1);19-27.

Taksande A, Vilhekar K, Chaturvedi P, Jain M. Malformações congénitas à nascença na Índia Central: dados baseados num hospital de uma faculdade de medicina rural. *Indian Journal of Human Genetics* 2010 ; 16(3)159-163.

Agha MM, Williams JI, Marrett L, To T, Dodds L. Determinants of survival in children with congenital abnormalities: a long-termpopulation-based cohort study. *Birth Defects Research A: Clinical and Molecular Teratology2QQ6',* 76(1): 46-54.

Tabou ZA. Prevalência e factores de risco de anomalias congénitas na cidade de Mosul. *Iraqui Postgraduate Medical Journal* 2012; 22(2):140-146.

Shamim A,Chohan N,Sobia Q. Padrão de malformações congénitas e seus resultados neonatais. *Jornal de Cirurgia do Paquistão,* 2010;15 : 34-37.

al-Mendalawi MD. Perfil das mortes neonatais e pós-neonatais ao longo de uma década (1995-2004) num hospital militar da Arábia Saudita. *Saudi Medical Journal2QQ8',* 29(10)1518-1521.

Penchaszadeh VB. Prestação de serviços genéticos nos países em desenvolvimento. Em M. J. Khoury, W. Burke e E. Thompson: M. J. Khoury, W. Burke, and E. Thompson eds. *Genetics and Public Health in the 21st Century (Genética e Saúde Pública no Século XXI).* Nova Iorque, EUA: Oxford University Press2000: 301-327.

Long G, Spring A. Um estudo comparativo entre a ecografia de rotina e a ecografia selectiva de anomalias fetais. *American College of obstetricians and Gynecologists* 1998; 5: 6-10.

Fatima U, Sherwani R, Khan T, Zaheer S. Categorias de autópsia fetal e causas de morte. *Jornal de Pesquisa Clínica e Diagnóstica* 2014; 8(10): 05-08.

Gilbert-Barness E, Spicer DD eds.*Embryo and Fetal Pathology Color atlas with ultrasound correlation.* Trans Opitz JM.New York: Cambrigde University Press; 2004.

Prabhala S, Korti P, Erukkambattu J, Tanikella R.Estudo de autópsia fetal durante um período de dois anos. *Jornal de Evolução das Ciências Médicas e Dentárias* 2015; 4(14): 2243-2249.

Thorndike L: A fifteenth century autopsy, Science and Thought in the Fifteenth Century. Nova Iorque, Hafner Publishing Co, Inc, 1967, pp 123-132, 290-294 (edição reimpressa).

King LS, Meehan MC. History of autopsy (História da autópsia). *The Journal of the American MedicalAssociation^^-*, 73(2): 514-544.

Burton JL, Underwood JCE. A prática da necropsia após o "escândalo da retenção de órgãos". Pedidos, desempenho e retenção de tecidos. *J Clin Pathol* 2003; 56: 537-541.

Kapoor K, Singh K, Sharma A, Singh B, Huria A, Kochhar S. Congenital anomalies in Northwestern Indian. *Eur. J. Anat* 2013; 17(3): 166-175.

Sankar VH, Phadke SR. Utilidade clínica da autópsia fetal e comparação com os resultados da ecografia pré-natal. *Journal of Perinatology2QQ6'*, 26: 224-29.

Chaturvedi P, Banerjee KS. Spectrum of congenital malformations in neonates of rural Maharash (Espectro de malformações congénitas em recém-nascidos da zona rural de Maharash). *The Indian J Pediatr* 1989;56:501-7.

Agarwal SS, Singh PS. Prevalence and spectrum of congenital malformations in a prospective study in a teaching hospital. *Indian J Med Res* 1991;94:413- 9.

Kalter H et al. Malformações congénitas: factores etiológicos e o seu papel na prevenção (primeira de duas partes). *The New England journal of medicine* 1983;308:424-31.

Arch Dis Child Fetal Neonatal Ed 2004; 89: F 284. DOI : 10. 1136 /adc. 2003. 037333.

Gilbert-Barness E, Spicer DE, Steffensen TS eds. *Manual de patologia de autópsia pediátrica.* ndTrans Opitz JM. 2 Ed. Nova Iorque: Springer; 2014.

Opitz JM, Wilson GN, Gilbert-Barness E. Causas e patogénese das malformações congénitas. In: Gilbert-Barness E. *Potter's Pathology of Fetus, Infant and Child.* ndVol 1.2 ed. Philadelphia. Mosby Elsevier; 2007.p 65-95.

Organização Mundial de Saúde. Glossário da terminologia dos cuidados de saúde. Copenhaga;
1978.

Moore KL, Persaud TVN. Malformações congénitas em humanos. In: *The Developing Human, Clinically Oriented Embryology.* Philadelphia Saunders 2003, p16-22.

Anomalias congénitas no Canadá. Relatório de Saúde Perinatal 2002.

Ramagopalan S V, Guimond C, Criscuoli M, Dyment D: Anomalias congénitas e esclerose múltipla. *BMC neurology* 2010, 10:115.

Queiber-luft A, Spranger J: Malformações congénitas.*Dtsch Arztebl* 2006; 103:2464-71.

Perucca E: Congenital malformations after prenatal exposure to antiepileptic drugs. *Lancet neurology* 2005, 4:781-6.

Little J, Cardy a, Arslan MT, Gilmour M, Mossey P: Smoking and orofacial clefts: a United Kingdom-based case-control study. *Cleft Palate Craniofac J.* 2004, 41:381-6.

Wisniewska K, Wysocki J. A importância do ácido fólico na prevenção primária de malformações congénitas. *Arquivos de Medicina Perinatal 2008*;14:32-40.

Godwin KA, Sibbald B, Bedard T, Kuzeljevic B, Lowry RB, Arbour L. Changes in the frequency of selected congenital anomalies since the Initiation of folic acid fortification in a Canadian birth registry. *Canadian Journal of Public Health* 2008;99:271-5.

Shawky RM, Sadik DI: Malformações congénitas prevalentes em crianças egípcias e factores de risco associados. *Jornal Egípcio de Genética Humana Médica* 2011; 12:69-78.

Taksande A, Vilhekar K, Chaturvedi P, Jain M: Birth defects in central India: A rural medical college hospital based data. *Jornal indiano de genética humana* 2010; 16:159-63.

Kalter H, Warkany J. Malformações congénitas. *N Engl J Med* 1983; 308: 491-7.

Nelson K, Holmes LB. Malformações devidas a presumíveis mutações espontâneas em recém-nascidos. *N Engl J Med* 1989; 320: 19-23.

Okru I, Na E, Djece Z. Impacto ambiental na saúde das crianças.*Medicina* 2007; 43:94-100.

Green RF, Sc MM, Ph D, Devine O, Crider KS, Olney S. Associação entre a idade paterna e o risco de malformações congénitas graves do estudo nacional de prevenção de malformações congénitas. *Ann Epidemiol* 2011; 20:241-9.

Кирка К. Classificação internacional de doenças: nona revisão. WHO Chronicle 1978;32:219-25.

Singh I. *Human Embryology.* [th]10 ed. Nova Deli: Jaypee Brothers Medical Publisher; 2014.

Gupta H e Gupta P. Neural Tube Defects and Folic Acid (Defeitos do tubo neural e ácido fólico). *Ind Pediatr* 2004; 41: 577-86.

Moore LK, Persaud TV. Editores. *The developing Human.* Philadelphia: Saunders; 1998.478-479.

Bannur HB, Suranagi V V, Davanageri R, Pilli GS. Espinha cranioespinhal com múltiplas anomalias em um feto anencefálico: um relato de caso raro. *Jornal da Sociedade Científica* 2014; 41(3): 206-207.

Blachford SL. Anencefalia. Em: Blachford SL, editor. The Gale Encyclopedia of Genetic Disorders, Volume 1. Grupo Gale: Michigan. 2002. 89-90.

Ratcliffe, Stephen D., ed. Family Medicine Obstetrics 2008 (3ª ed.). Filadélfia: Mosby Elsevier.

McLone DG (ed). [th]*Paediatric neurosurgery: Surgery of the developing nervous system,* 4 ed. Philadelphia: W.B. Saunders Company, 2001.

Goldberg MJ, Meyn M. A mão em forma de taco radial. *Orthop Clin North Am* 1976; 7: 341-59.

Bayne LG, Klug MS. Revisão a longo prazo do tratamento cirúrgico das deficiências radiais. *J Hand Surg Am* 1987; 12: 169-79.

Wahab S, Ullah E, Khan RA, Sherwani MK. Radial club hand-A case report and review of literature. *Bombay Hosp J* 2009; 51: 94-6.

Phatak SV. Mão de taco radial: relato de um caso. *Indian J Radiol Imaging* 2006; 16: 609-10.

Khalid S, Faizan M, Alam MM, Hassan F, Zaheer S, Khalid M. Deficiência radial longitudinal congénita em bebés: Espectro de casos isolados à síndrome de VACTERL. *J Clin Neonatol* 2013; 2: 193-5.

Paton RW, Freemont AJ. Um estudo clinicopatológico do CTEV idiopático. *J R Coll Surg Edinb* 1993; 38(2): 108-109.

Mckie J, Radomisli T. Tálus vertical congénito: uma revisão. *Clin Podiatr Med Surg* 2010; 27 (1): 145-56.

Gongalves LF, Espinoza J, Lee W, SchoenML, Devers P, Mazor M et al. Caraterísticas Fenotípicas dos Ossos Nasais Ausentes e Hipoplásicos em Fetos com Síndrome de Down Descrição por Ultrassonografia Tridimensional e Significado Clínico. *JUM* 2004 ; 23(12) : 1619-1627.

Jagtap SV, Mane AM, Dhawan SD. Síndrome do coração esquerdo hipoplásico - uma anomalia congénita rara como causa de morte fetal. *Int J Health Sci Res* 2015; 5(6):740-742.

Lev M. Anatomia patológica e inter-relação da hipoplasia dos complexos do trato aórtico. *Lab Invest* 1952;1(1):61-70.

Ananadumar C, Nuruddin M, Wong YC et al. Rastreio de rotina com ecocardiografia fetal para diagnóstico pré-natal de doença cardíaca congénita. *Ultrasound Rev Obstet Gyncol* 2002; 2. 50-5.

Morris CD, Outcalt J, Menashe VD. Síndrome do coração esquerdo displásico: história natural numa população geograficamente definida. *Pediatrics* 1990; 85(6): 977983.

Boughman JA, Berg KA, Astemborski JA, et al. Riscos familiares de defeitos cardíacos congénitos avaliados num estudo epidemiológico de base populacional. *Am J Med Genet* 1987; 26(4): 839-849.

Grobman W, Pergament E. Síndrome do coração esquerdo hipoplásico isolado em três irmãos. *Obstet Gynecol* 1996; 88: 673-5.

Connor JA, Thiagarajan R. Síndrome do coração esquerdo hipoplásico. *OJRD* 2007; 2: 23.

Clark EB. Desenvolvimento do coração e classificação das doenças cardíacas congénitas. In: Gilbert-Barness E. *Potter's Pathology of Fetus, Infant and Child.* [nd] Vol 2. 2 ed. Philadelphia. Mosby Elsevier; 2007.

Kose M, Ucar S, Emet S, Akpinar TS, Talin K. Um caso de janela aortopulmonar: assintomático até à primeira gravidez. *Case Rep Cardiol20^5 :* Artigo ID 935253, 3 páginas.

Park JM. Normal and abnormal development of the urogenital system (Desenvolvimento normal e anormal do sistema urogenital). [th]*Campbell's Urology* 8 ed. Nova Iorque: Saunders; 2002.

Sthephens FD, Smith ED, Houston JM. Embriologia normal do trato urinário superior e do rim. *Congenital anomalies of the kidney and the urinary and genital tracts (Anomalias congénitas do rim e do trato urinário e genital).* Londres: Martin Dunitz; 2002.

Livera LN. Brookfields DSK, Egginton JA, Hawnaur JM. Ultrassonografia pré-natal para a deteção de anomalias renais fetais: um programa de rastreio prospetivo. *Br Med J.* 1989; 298: 1421-23.

Sabhaga RE, Kamel EM. O exame ultrassonográfico obstétrico padrão. Em: Sabhaga RE ed, *Diagnostic Ultrasound Applied to Obstetrics and Gynecology.* JB Lippincott, Philadelphia, 1994; 64-75.

Dudley JA, Haworth JM, McGraw ME, Frank JD, Tizard EJ. The clinical relevance and the implications of antenatal hydronephrosis. *Arch Dis Childhood.* 1997; 76: 31-34.

Cortes D, Jorgensen TM, Rittig S, Thaarup J, Hansen A, Andersen KV, et al. A hidronefrose diagnosticada no período pré-natal e outras anomalias urológicas. *Ugeskr Laeger.* 2006 Jun 26;168 (26-32):2544-50.

Saha A, Batra P, Chadurvedi P, Mehra B, Tayade A. A deteção pré-natal de malformações renais. *Indian Pediatrics* 2009; 46: 346-48.

Winyard P, Chitty L. Dysplastic and polycystic kidneys: diagnosis, associations and management. *Prenat Diagn* 2001; 21(11): 924-935.

Doroshow LW, Abeshouse BS. Rim solitário unilateral congénito: relato de 37 casos e revisão da literatura. *Urol Surv.* 1972 ; 22:219-29.

Kumari N, Pradhan M, Shankar VH, Krishnani N, Phadke SR. Exame post-mortem de malformação renal fatal diagnosticada no período pré-natal. *Jornal de Perinatologia* 2008; 28: 736-742

Gupta T, Kapoor K, Sharma A, Huria A. Frequências das anomalias urinárias que foram detectadas em um estudo de autópsia fetal.*Journal of Clinical and Diagnostic Research* 2012; 6 (10): 1615-1619.

Deshpande C, Hennekam RC. Síndromes genéticas e anomalias renais detectadas no período pré-natal. *Semin Fetal Neonatal Med.* 2008; 13(3):171-80.

Jakobovits A, Jakobovits A. Urologia fetal. *Orv Hetil* 2009; 150(24):1121- 27.

Siebert JR, Kapur RP. Back and perineum. In: Gilbert-Barness E. *Potter's Pathology of Fetus, Infant and Child.* [nd]Vol 1. 2 ed. Philadelphia. Mosby Elsevier; 2007.p943-966.

Cook WA, Stephens FD. Pathoembryology of the urinary tract. In: King L, ed. *Urological surgery in neonates and young infants.* Filadélfia: WB Saunders; 1988: 1-22.

Gilbert-Barness E, Gunasekaran S. Male reproductive system. In: Gilbert-Barness E. *Pathologie du fœtus, du nourrisson et de l'enfant.* [nd]Vol 2. 2 ed. Philadelphia. Mosby Elsevier; 2007. 1414-1427.

Roberts DJ, Goldstin AM, Graeme-Cook F, Dahms BB. Gastrointestinal tract and pancreas.In: Gilbert-Barness E. *Potter's Pathology of Fetus, Infant and Child.* [nd]Vol 2. 2 ed. Philadelphia. Mosby Elsevier; 2007. 1157-1206.

Milne M, Lowrence G. O olho. In: Gilbert-Barness E. *Potter's Pathology of Fetus, Infant and Child.* [nd]Vol 2. 2 ed. Philadelphia. Mosby Elsevier; 2007: 2129-2180.

Michael M. Cohen Jr. Anomalias craniofaciais. Em: Gilbert-Barness E. *Potter's Pathology of Fetus, Infant and Child.* Vol1. 2 [nd]ed. Philadelphia. Mosby Elsevier; 2007: 885-918.

Machin GA. Hidropisia, higroma cístico, hidrotórax, derrame pericárdico e ascite fetal. Em: Gilbert-Barness E. *Potter's Pathology of Fetus, Infant and Child.* [nd]Vol 1.2 ed. Philadelphia. Mosby Elsevier; 2007: 333-354.

Gilbert-Barness E, Oligny LL. Anomalias cromossómicas. In: Gilbert-Barness E. *Potter's Pathology of Fetus, Infant and Child.* [nd]Vol 1. 2 ed. Philadelphia. Mosby Elsevier; 2007: 213-275.

Lazarus SS, Trombetta LD. Identificação ultra-estrutural de um tumor benigno de células perineurais. *Cancro* 1978; 41: 1823-9.

Fetsch J, Miettinen M. Sclerosing perineurioma: a clinicopathologic study of 19 cases of a distinctive soft tissue lesion with a predilection for the fingers and palms ofyoungadults. *Am J Surg Pathol* 1997; 21:1433-42.

Huang HY, Sung MT. Perineuriomas esclerosantes que afectam as mãos bilaterais. *Br J Dermatol* 2002;146:129-33.

Canales-Ibarra C, Magarinos G, Olsoff-Pagovich P, Ortiz-Hidalgo C. Perineurioma esclerosante cutâneo dos dígitos: uma neoplasia incomum de tecidos moles. Relato de dois casos com análise imunohistoquímica. *J Cutan Pathol* 2003;30:577-81.

Nakamura T, Kawamura T, Nariya S, Fujiwara M. Perineurioma esclerosante cutâneo do dígito. *Int J Dermatol* 2006;45:1086-8.

Sciot R, Cin PD, Hagemeijer A, De Smet L, van Damme B, van den Berghe H. Perineurioma esclerosante cutâneo com deleção críptica do gene NF2. *Am J Surg Pathol* 1999; 23: 849-53.

Botto LD, Khoury MJ, Mastroiacovo P et al. O espetro das anomalias congénitas da associação VATER: um estudo internacional. J Med Genet 1997; 71: 8-15.

Lomas FE, Dahlstrom JE, Ford JH. VACTERL com hidrocefalia: uma família com VACTERL-H ligada ao X. *Am J Med Genet* 1998; 76: 74-78.

D'souza J, Indrajit IK, Menon S. Complexo da parede do corpo do membro. Med J Armed Forces India. 2004;60:77-80.

Prasun P, Behera BK, Pradhan M. Limb body wall complex. Indian J Pathol

Microbiol. 2008;51:255-6.

Borade A, Prabhu AS, Prabhu GS, Prabhu SR. Complexo da parede do corpo do membro (LBWC). *Pediatric Oncall* 2009; 6(7).

Van Allen MI, Curry C, Gallagher L. Complexo da parede do corpo do membro: I. Patogénese. Am J Med Genet. 1987;28:529-48.

Managoll S, Chaturvedi P, Vilhekar KY, Gagane N. Complexo da parede do corpo do membro. Indian Pediatr. 2003;40:891-4.

Russo R, D'Armiento M, Angrisani P, Vecchione R. Complexo da parede do corpo do membro: Uma revisão crítica e uma proposta nosológica. *Am J Med Genet* 1993;47:893- 900.

Patil N, Garg P. Sequência de sirenomelia (síndrome da sereia) - um caso raro. Int J Health Sci Res. 2013; 3(4):127-130.

Reddy KR, Srinivas S, Kumar S, Reddy S, Hariprasad, Irfan G M. Sirenomelia uma apresentação rara. *J Neonat Surg* 2012; (1):7-9.

Browne M, Fitchev P, Adley B, Crawfords. Sirenomelia com uma mielo-cistocele angiomatosa lombossacra num bebé de termo. *Jornal de perinatologia* 2004; 24: 329-331.

Morfaw Ⱶ L, Nana PN. Sirenomelia numa mulher dos Camarões: relato de caso e revisão da literatura. *F1000 Research* 2012; 1:6.

Kulkarni M.L, Sureshkumar C, Sindhur P.S. Sirenomelia com espinha bífida. *Indian Pediatr* 1994;31:51 -55.

Ilepeuz C G, Haro E, Lamuno D G , Frias ML, Bertocchini F, ROS M. Visão geral clínica e experimental da sirenomelia: insights sobre os mecanismos de malformações congénitas dos membros. *Modelos e Mecanismos de Doenças* 2011;4 : 289-99.

Goodlow O G, Sibley R J, Allen B G, Kamanda WS, Gurlatte A C, Rayfield W C. Sirenomelia: o síndroma da sirene. *Jornal da Associação Médica Nacional* 1988; 80(3): 343-346.

Carmi R, Boughman JA. Pentalogia de Cantrell e anomalias associadas da linha média: um possível campo de desenvolvimento da linha média ventral. *Am J Med Genet* 1992; 42: 90-5.

Cantrell JR, Haller JA, Ravith MM. Uma síndrome de defeitos congénitos envolvendo a parede abdominal, o esterno, o diafragma, o pericárdio e o coração. *Surg Gynecol Obstet1958;* 107: 602-14.

Toyama WM. Defeitos congénitos combinados da parede abdominal anterior, esterno, diafragma, pericárdio e coração: relato de um caso e revisão da síndrome. *Pediatria* 1972; 50: 778-92.

Pang D, Wilberger JE. Síndrome do cordão umbilical em adultos. *J Neurosurg* 1982; 57: 32-47.

Lew SM, Kothbauer KF. Síndrome do cordão umbilical: uma atualização. Pediatr Neurosurg 2007;43:236-248.

Bui CJ, Tubbs RS, Oakes WJ. Síndrome do cordão umbilical em crianças: uma revisão. *Neurosurg Focus* 2007; 23(2): E2.

Sarkar S, Gupta SD, Barua M, Ghosh R, Mondal K, Chatterjee Uet al. Sequência de Potter: Uma história do raro, do mais raro e do mais raro. *Indian J Pathol Microbiol* 2015; 58: 102-4.

Ikeda Y, Lister J, Bouton JM, Buyukpamukcu M. Congenitalneuroblastoma, neuroblastoma in situ, and the normal fetaldevelopment of the adrenal. *J Pediatr Surg* 1981;16:636-44.

Jason C. Universidade de Michigan, Departamento de Pediatria. Divisão de Nefrologia. 5 de novembro de 2003. Disponível em: http://www.potterssyndrome. org/definition.html [Último acesso em 23 de janeiro de 2015].

Scott RJ, Goodburn SF. Síndrome de Potter no segundo trimestre - rastreio pré-natal e achados patológicos em 60 casos de sequência de oligohidrâmnios. *PrenatDiagn* 1995;15:519-25.

Jones KL. *Smith's Recognizable Patterns of Human Malformation (Padrões Reconhecíveis de Malformação Humana de Smith). 6* [th]ed.

Filadélfia: WB Saunders; 2005.

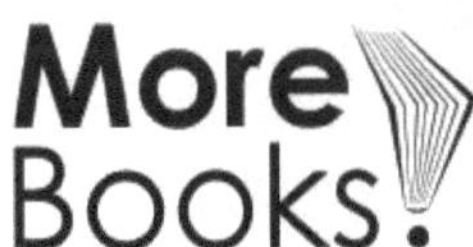

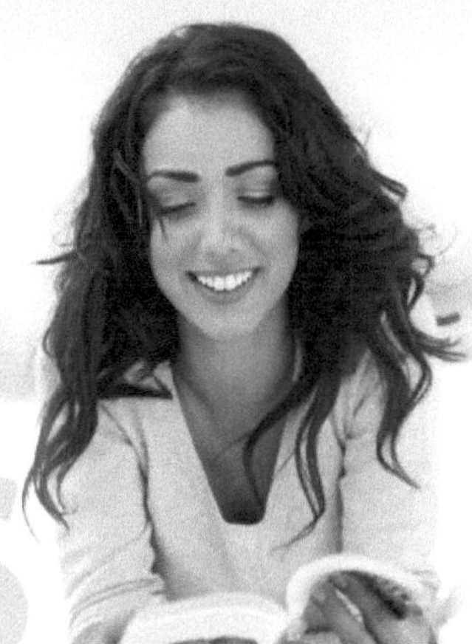

yes **I want** morebooks!

Buy your books fast and straightforward online - at one of world's fastest growing online book stores! Environmentally sound due to Print-on-Demand technologies.

Buy your books online at
www.morebooks.shop

Compre os seus livros mais rápido e diretamente na internet, em uma das livrarias on-line com o maior crescimento no mundo! Produção que protege o meio ambiente através das tecnologias de impressão sob demanda.

Compre os seus livros on-line em
www.morebooks.shop

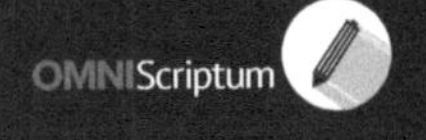

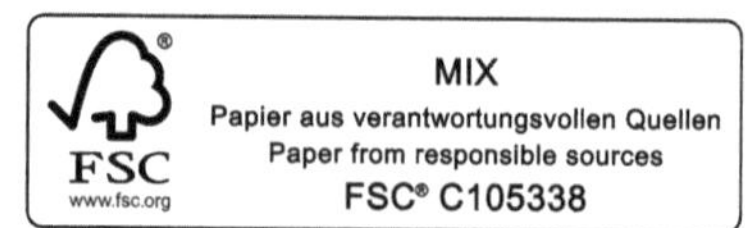

Printed by Books on Demand GmbH, Norderstedt / Germany